CONTRIBUTION A L'ÉTUDE

DE

L'HYSTÉRIE TRAUMATIQUE

PAR

E.-H.-M. THYSSEN

Docteur en médecine de la Faculté de Paris,
Docteur en médecine de l'Université d'Amsterdam,
Médecin de la Légation des Pays-Bas,
Membre correspondant de la Société clinique.

PARIS

IMPRIMERIE DE LA FACULTÉ DE MEDECINE

A. DAVY, Successeur de A. Parent

52, RUE MADAME ET RUE CORNEILLE, 3

1888

CONTRIBUTION A L'ÉTUDE

DE

L'HYSTÉRIE TRAUMATIQUE

PAR

E.-H.-M. THYSSEN

Docteur en médecine de la Faculté de Paris.
Docteur en médecine de l'Université d'Amsterdam.
Médecin de la Légation des Pays-Bas.
Membre correspondant de la Société clinique.

PARIS

IMPRIMERIE DE LA FACULTÉ DE MEDECINE

A. DAVY, SUCCESSEUR DE A. PARENT

52, RUE MADAME ET RUE CORNEILLE, 3

1888

A MON CHER ET VÉNÉRÉ MAITRE

M. LE PROFESSEUR CHARCOT

Membre de l'Académie des sciences et de l'Académie de médecine,
Médecin de la Salpêtrière,
Officier de la Légion d'honneur.

CONTRIBUTION A L'ÉTUDE

DE

L'HYSTÉRIE TRAUMATIQUE

INTRODUCTION.

Malgré les travaux nombreux publiés sur l'hystéro-traumatisme, par l'école de la Salpêtrière, les accidents relevant de la maladie : hystérie, et causés en apparence par un traumatisme plus ou moins violent, sont encore peu connus, fort discutés et même niés par un grand nombre, nous dirions presque par la généralité des médecins.

C'est en Angleterre et en Allemagne surtout que nous rencontrons ce scepticisme à l'endroit de l'hystérie dans ses diverses manifestations. — Cependant, si nous fouillons la littérature médicale allemande, nous trouvons dans les comptes rendus publiés par les services de santé militaire des faits de contractures, de paralysies, de douleurs locales qui ne peuvent être rapportés qu'à l'hystérie. On a signalé des faits semblables dans les armées (1). Depuis quelques années les faits s'ajoutent aux faits, et le temps n'est pas loin où la conviction de tous sera d'autant plus profonde qu'elle aura mis plus longtemps à s'établir.

Il faut donc en finir avec cette idée que l'hystérie est une maladie féminine ou une maladie d'êtres efféminés; elle atteint des bouchers, des cultivateurs, des manœuvres ;... elle est la maladie des Hercules aussi bien que la maladie des Narcisses.

Il ne faut pas non plus voir dans l'hystérie une maladie de race; elle atteint l'Allemand comme l'Anglais, le Français et le Slave et ses caractères capitaux se modifient peu par son passage à travers des nations si différentes de mœurs et d'origine.

Le mot, dit-on, est mauvais; c'est bien possible, mais nous ne devons, dans les sciences positives, compter qu'avec les idées que le mot représente et non avec le sens intrinsèque du mot; ne peut-on pas discuter avec des mots, du moment que ces mots représentent une idée (2).

Puisque nous parlons en ce moment de généralités, nous devons dire qu'en hollandais et probablement dans d'autres langues, il a existé deux mots pour désigner l'hystérie dans les deux sexes. La boule hystérique, l'animal vivant et remuant des anciens avait un nom différent, selon que l'homme ou la femme étaient

(1) Archives de neurologie 1886. Duponchel. Hystérie dans l'armée. Rev. de méd., 1886 juin.

(2) Doch ein Begriff muss bei dem Worte sein. (Faust).

en proie à ses atteintes. Chez la femme la boule était la matrice la « moeder » (mère) ; chez l'homme c'était le « vaar » (père) (1). On ne peut, en lisant ces lignes, ne pas penser aux ovariennes et aux testiculaires de l'hystérie moderne.

Il est puéril aujourd'hui de refuser toute réalité à l'hystérie sous prétexte qu'elle ne correspond à aucune lésion connue. Alors supprimons de la nosologie la maladie de Parkinson, la chorée, la neurasthénie, l'épilepsie essentielle, dont nous ignorons le pourquoi anatomique.

N'a-t-on pas en 1886 donné comme sujet de thèse à un candidat à l'agrégation : *Des localisations cérébrales dans les maladies sans lésions.*

Admettons donc que l'hystérie soit une maladie sans lésion, capable de simuler toutes les autres affections organiques, inconstantes, se présentant sous autant de couleurs que le caméléon ; admettons que son nom est mauvais ; — tout cela est bien vrai, mais que ces difficultés ne nous fassent pas renoncer à cette étude. — Voyons les traces qu'elle a laissées dans la littérature ancienne, comparons les anciennes descriptions à ce que nous voyons aujourd'hui et essayons de traiter ce qu'il y a de fixe et de constant dans cette maladie qui paraît l'inconstance même.

Le hasard nous a envoyé deux nouveaux malades atteints d'accidents hystéro-traumatiques. Nous voulons rapporter et discuter leur histoire, désireux

(1) H. F. Thyssen. Zickten in de Nederlanden. Hysterie en Hypochondrie, 1824.

d'appuyer sur de nouvelles preuves la doctrine soutenue par notre éminent maître M. Charcot. Mais avant d'aborder ce point capital de notre thèse inaugurale, nous voulons, sans nous engager dans un historique établi déjà par nos devanciers, prouver par des recherches dans la littérature que l'hystérie est vieille comme le monde, qu'elle n'appartient pas à telle race plutôt qu'à telle autre, et qu'il est aussi faux qu'injuste de la jeter à la tête d'une nation comme un stigmate de honte ou de décadence.

EXPOSÉ HISTORIQUE ET CRITIQUE.

Nous désirons surtout nous occuper ici plus particulièrement de l'hystérie dans les Pays-Bas, parce qu'une littérature pleine d'intérêt nous est ouverte comme Hollandais, qui reste à peu près fermée au delà des frontières du pays, mais nous voulons rappeler avant un mémoire semblable entrepris par le Dr Marie (1), sur l'hystérie dans le siècle dernier, en Suède et déclarer que c'est un travail de restauration de ce genre que nous voulons tenter.

Grâce aux preuves que nous comptons rassembler, nous pensons que nous avons dans la limite de nos moyens à repousser cette idée de la science allemande (2), que l'hystérie est une maladie française. Sans même puiser dans la race sémitique, si atteinte par les maladies nerveuses, nous montrerons après tant d'autres que l'hystérie peut se trouver chez tous les peuples et surtout chez ceux qui, ayant joué un plus grand rôle dans l'histoire de la civilisation, ont été plus secoués et troublés dans l'accomplissement de leurs destinées.

(1) Dr Marie. Eternuement chez une hystérique. Progrès médical, 7 janvier 1888.

(2) Die schweren Formen der Hysterie sind z. B. in Frankreich entschieden haüfiger als bei uns in Deutschland. Strümpell. Krankheiten des Nervensystems, p. 472, 1887.

Les Bataves, d'origine germanique selon l'histoire, ont mêlé leur sang aux Francs Saliens, aux Saxons, aux Goths, aux Frisons et aux Normands. Leurs îles, toujours ouvertes à tous ceux qui cherchaient un abri ou la liberté, étaient devenues par la force des évènements la patrie d'un peuple prenant son origine un peu partout. Mais ceux qui préféraient l'abandon de leurs foyers à la perte de leur indépendance devaient apporter par ce fait une certaine vigueur à leurs nouveaux compatriotes. Devant cet immixtion toute idée de race peut disparaître.

Dans un livre de mon grand-père, *H. F. Thyssen*, de son vivant professeur de médecine à Amsterdam, sur les maladies des Pays-Bas (1), je trouve des observations curieuses relatives à l'influence du sol, du climat et de l'histoire sur l'état sanitaire du peuple hollandais. Au commencement du siècle dernier sa célèbre simplicité fut perdue, selon ce savant, et cette perte lui aurait coûté cher. Avec le luxe dans la vie, il aurait stimulé son estomac par des mets, relevés d'épices, qu'il tirait des Indes en donnant son esprit à la littérature sentimentale. La peste devenait rare, mais on observait des fièvres gastriques compliquées d'affections du système nerveux : l'hypochondrie, L'HYSTÉRIE et des crampes. On se livrait à la mysticité, à la nécromancie et on évoquait les forces des ténèbres, comme Faust son Méphistophélès.

Et déjà un siècle plus tôt Nicolas Tulp (1593-1674)

(1) H.-F. Thijssen. Ziekten der Nederlanden, 1824.

nous raconte dans ses « Observationes medicæ. Lib. I. n° 18 » qu'un peintre célèbre du temps de Rembrandt (peut-être celui-ci même) fut au lit pendant tout un hiver pour une paralysie *psychique* des jambes, qu'il se figurait molles comme du sable et non en état de le porter. Tulp lui promit de le faire marcher après trois jours s'il voulait bien se soumettre très sérieusement au traitement (purgatifs inoffensifs) qu'il institua. Le résultat fut parfait, comme cela avait été prédit par le médecin fameux, qui, pour son temps, se montra très fort en diagnostic.

Chez le même auteur on rencontre l'hystéro-traumatisme, une des manifestations les plus fréquentes de l'hystérie. Sous ce chef on a surtout étudié jusqu'ici des paralysies, des contractures, des arthralgies attribuées au trauma. Mais il y a aussi des mutismes, témoin l'observation qui suit et que nous donnons à titre de curiosité pour finir cette petite excursion chez les anciens.

« Jean le Muet fut ainsi nommé parce que, voulant aller en Italie, il tomba dans les mains de brigands turcs dont il refusa d'embrasser la religion. Pour cela ces sauvages voulurent lui couper la langue jusqu'à la racine et, opérant d'abord sous le menton, ils lui coupèrent tout net ce bout de langue que l'homme remue et ainsi lui ôtèrent la parole pour trois ans. Alors, réveillé au milieu de la nuit par la foudre, et déjà peu courageux, il souffrit de telles angoisses dans son effroi qu'il fut délivré du lien qu'il avait empêché de parler pendant si longtemps. En entendant sa voix, il eut autant de peine que les autres à croire que la parole lui fût revenue, car le bruit inattendu de cette voix fit un tel désarroi dans le ménage qu'une jeune femme en eut une fausse couche sur le coup. Et nous nous sommes convaincus qu'avec la moitié de la langue, il pouvait prononcer toutes les consonnes et pouvait non seulement crier très fort (ce qui est bien arrivé aussi chez d'autres après l'amputation de la langue ou après qu'elle fût liée ou après l'apoplexie), mais il pouvait raisonner et parler d'une manière très nette et bien mesurée. » (1).

Dans le passé, l'hystérie masculine grave se présentait donc partout comme aujourd'hui et pouvait passer à peu près inaperçue.

Un court résumé de l'histoire de trois soldats, soignés à l'hôpital du Helder (Hollande), l'été passé, par notre confrère et compatriote le Dr Janssen (2), suffira, nous l'espérons, pour mettre fin à cette prétendue préférence prononcée de l'hystérie pour certaine race ou certaine nation. L'hystérie a fait renvoyer ces militaires de l'armée et les a fait dispenser du service.

L'un était un paysan frison, l'autre entra dans l'armée à 16 ans comme tambour, le dernier fut soldat à 19 ans, après avoir travaillé la terre comme journalier. Tous les trois jouissaient d'une mine superbe, d'un air robuste. J'insiste sur ces détails pour démontrer que la campa-

(1) C'est la traduction du manuscrit en ancien hollandais de la main de Tulp, appartenant à M. le chevalier Dr J. Six ; ce manuscrit a fait le sujet de notre thèse d'Amsterdam. E. Thijssen. Nicolaas Tulp., 1881, pag. 61.

(2) Dr H.-A. Janssen. Over hysterie bij soldaten, Weekblad voor Geneeskunde, 1887, n° 13.

gne paie son tribut comme la ville, et qu'on ne peut accuser un excès de raffinement, trop de délicatesse dans l'éducation ou un manque d'exercice. De même les antécédents héréditaires font défaut. Le Frison tomba par terre avec un cri en assistant un matin à la fusillade comme milicien. Avec d'autres symptômes hystériques, il eut à l'hôpital plusieurs attaques avec rigidité des membres et arc de cercle, très bien observées et décrites par notre confrère, qui pouvait en diminuer la violence ou y mettre fin en comprimant la fosse iliaque gauche. Un traitement bien dirigé demeura sans succès, sinon que la maladie fut un peu atténuée par le burkisme; comme le soldat ne guérissait pas, il fut exempté du service.

Le jeune tambour faisait son service à la tête des troupes déjà depuis un an, quand il dut passer pour mauvaise conduite quelques jours dans la prison de Harlem, en attendant le jugement. En l'apprenant, il se mit en colère, se jeta par terre, et déchira ses habits. Revenu à lui, il prétendit de ne pas avoir souvenir de cette scène, mais le lendemain à son réveil il fut très déconcerté en découvrant qu'il était muet de manière à ne pouvoir donner un seul son. Il s'agissait de l'aphonie hystérique avec tous les caractères que nous connaissons grâce à M. Charcot (1) : le début subit des accidents après une émotion vive, l'intensité des phénomènes, l'absence d'agraphie, la possibilité de s'exprimer par gestes, l'intégrité de l'intelligence, l'impatience avec

(1) Charcot. Leçons sur les maladies du système nerveux, t. III, p. 501, 1887.

laquelle le malade se précipite sur une plume pour écrire, sont absolument signalés.

On fut encore obligé de renvoyer le tambour, après un traitement sans résultat. Le troisième avait déjà eu quelques attaques avant son entrée dans l'armée ; ces attaques augmentèrent cependant et se montrèrent sous la forme de l'hystéro-épilepsie, à crises distinctes, dans lesquelles l'arc de cercle fut observé plusieurs fois ; en outre il y avait une anesthésie de la jambe gauche et du tronc du même côté, avec une diminution de température d'un degré à un degré et demi. Les attaques, rebelles à tout traitement, ont dû faire renvoyer celui-ci comme les autres.

On voit donc par les quelques observations qui précèdent que, chez les Hollandais d'autrefois comme chez ceux d'aujourd'hui, l'hystérie était fréquente et s'accusait déjà par des symptômes analogues, identiques même à ceux que nous observons de nos jours.

Depuis que M. Charcot a fait de l'hystéro-traumatisme une des maladies dont les symptômes sont aujourd'hui nettement tranchés, il est curieux de voir publier dans les recueils périodiques, dans les comptes rendus des sociétés savantes de la capitale autant que de la province, de la France autant que de l'étranger, la relation de faits nettement imputables à cet hystéro-traumatisme. Les tremblements de terre du midi de la France ont réveillé chez beaucoup d'Anglais la susceptibilité nerveuse dont ils se défendaient tant ; beaucoup d'entre eux sont arrivés à Paris avec des paraplégies que la perte seule du « mental power » peut expliquer.

Le Dr G. Ballet a eu l'occasion d'observer des paralysies hystériques survenues sous l'influence de la commotion produite par la foudre ; il publiera prochainement sur ce sujet un travail en collaboration avec M. Dutil.

En cette matière, il est bien curieux d'entendre ce que dit Page (1). « L'état hystérique, nous employons ce mot à défaut de mieux et sans l'ombre d'un reproche, l'état hystérique est constitué essentiellement par la perte de contrôle et affaiblissement du pouvoir de la volonté, et parmi les raisons qui viennent à l'appui de notre dire, nous citerons la perte du pouvoir que nous avons habituellement de soumettre nos sensations, qui sont toutes associées avec les diverses fonctions de l'individu. »

Enfin, pour terminer cet exposé, nous rappelons encore la fréquence de l'hystérie chez ceux-là mêmes qui auraient dû être à l'abri de ses atteintes ; nous voulons dire les soldats des différentes armées, pas plus indemnes que d'autres des accidents nerveux qui vont nous occuper.

(1) The « hysterical » condition, — we use the word for want of a better, and without a shadow of reproach, the hysterical condition is essentially one in which there is loss of control and enfeeblement of the power of the will, and amidst the various ways in which these may show themselves, there is loss of the habitual power to suppress and to keep in due subjection the sensations, which are doubtles associated, with the various functions of the organic life of the individual. Page. Injuries of the spine and spinal cord, without apparent mechanical lesion and nervous shock in their surgical and medico-legal aspects, 1883.

DESCRIPTION SYMPTOMATIQUE

L'incrédulité des médecins à l'endroit de l'hystérie masculine a naturellement atteint l'hystéro traumatisme (1). Bien souvent, en effet, malgré les leçons de

(1) Nous continuons dans notre étude à nous servir du terme hystéro-traumatisme.

Ce terme hystéro-traumatique (paralysie hystéro-traumatique) a été pour la première fois employé par M. Joffroy pour désigner les accidents du genre de ceux dont nous nous occupons. Il paraît avoir été généralement adopté.

Neurose traumatique est le nom proposé par le Dr Strumpell. « Il nous semble très important pour estimer plusieurs cas de commotion selon leur véritable valeur pathologique, qu'il peut arriver que le complexe des symptômes créé est souvent aussi de nature purement hypochondrique, neurasthénique, ou d'un caractère hystérique éclatant. Par le *trauma* et l'effet de l'épouvante, qui y joint son influence, en outre par la peur dont les suites peuvent être graves après un tel accident, les malades se trouvent dans une situation, laquelle répond parfaitement à l'état psychique caractéristique pour la neurasthénie. Pourtant, le caractère des anesthésies sensorielles rappelle les troubles semblables de l'hystérie, mais on ne pourrait pour le moment identifier cette situation particulière avec l'hystérie, et ainsi ne se présente que maintenant le terme de *neurose traumatique*. (*Krankheiten des Nervensystems*, 1887, t. I, p. 164.)

Si réellement il y avait une différence entre les deux, le mot *neurose* ne suffirait pas pour la faire ressortir. Qu'est-ce en effet qu'une neurose ? On est bien plus loin de cette définition que de celle de l'hystérie ; et si l'hystérie dit peu de chose pour plusieurs, *neurose* ne dira rien du tout. Sans plus de lumière, le terme n'est donc pas admissible.

notre maître le professeur Charcot et la publicité de son enseignement, on voit des hystéro-traumatiques, présentant des paraplégies, considérés, bien malheureusement pour eux, comme atteints de maux de Pott, de fracture du rachis et confinés comme tels dans des appareils, des gouttières, où la maladie évolue silencieusement et, sous le couvert de maladies organiques graves, peut réaliser une des infirmités des plus longues et des plus péniblement modifiables.

Nous ne voulons pour preuve que deux observations qui suivent et dont nous nous efforcerons de mettre en lumière les points les plus saillants et les plus capables de faire à l'avenir reconnaître l'hystérie.

On ne peut nier qu'il existe un lien intime entre le trauma et l'hystérie, entre la cause et les suites. Il y a de même une certaine liaison entre l'hystérie traumatique, le « Schrecklähmung » des Allemands, qu'on pourrait traduire par « paralysie d'épouvante » et le « railway Spine » des Anglais. Le trauma est souvent bien léger : il n'y a pas de plaie du tout, à peine une légère contusion, quelquefois il n'y a que le choc nerveux seul. Une paralysie éveillée uniquement par ce dernier, voilà le véritable « Schrecklähmung » dont nous connaissons dans la littérature un cas type, publié par le Dr Pel, sous le nom de « paraplegia a terrore » (1).

(1) Un stewart était en train de laver des linges en bas de l'escalier d'un navire dans la baie de Batavia, quand apparut un requin pour l'attaquer ; l'attaque manque et les linges seuls sont pris. Le stewart très épouvanté remonte le navire et montrait déjà peu des heures après l'accident une paraplégie totale avec anas-

Nous croyons devoir rapprocher ces cas de ceux que M. Berbez, dans sa thèse, emprunte lui-même à M. Mosso (la peur), et qui sont relatifs à des paraplégies des quatre membres, attribuables à la frayeur et observés chez des chevaux employés à la chasse des tigres ou chez des animaux domestiques rendus incapables de fuir par la frayeur.

Dans cette alliance du choc et du trauma, il faut admettre que le premier doit être d'un grand poids dans la production des accidents que nous étudions et qu'il peut, à lui seul, devenir le facteur principal, pourvu qu'il se produise chez un sujet prédisposé. C'est par ce côté que l'hystérie traumatique se rapproche des « paralysies d'épouvante » ou « schrecklähmungen ». Mais le trauma à son tour a un effet immédiat ; c'est la localisation des symptômes hystériques. En effet, dit M. Berbez, le traumatisme, s'il a peu d'importance au point de vue de la production des phénomènes paralytiques ou douloureux, a une importance assez grande, nous dirons presque prépondérante, sur la localisation de ces phénomènes.

La cause occasionnelle n'a du reste qu'une impor-

thésie et analgésie des extrémités inférieures et incontinence d'urine ; les symptômes en général se rapprochaient beaucoup de l'hystérie. Le prof. Pel, mettant de côté toute cause organique sérieuse, admit un défaut de circulation dans la substance grise de la moelle lombaire comme origine du désordre, qui fut passager, quoique prenant en somme presqu'un an. (Weekblad van het Nederlandsh Tydschrift voor Geneeskunde, n° 19, 1881.)

tance peu considérable. L'état spécial dans lequel se trouvent les malades après les accidents est évidemment la véritable cause des phénomènes hystéro-traumatiques, ou, comme le déclare le Dr Groeningen dans une de ses conclusions sur ce qu'il appelle le « choc local » : Dans des cas nombreux, on ne peut expliquer le choc après trauma par l'intensité seule de la lésion, il est plutôt la résultante de cette lésion et d'une prédisposition concurrente et fâcheuse de facteurs dont la part individuelle demande à être contrôlée dans chaque cas donné (1).

Le malade nous a été présenté par M. Charcot dans ses dernières leçons. Pas de doute que le traumatisme fût la cause occasionnelle, pas de doute non plus quant à l'hystérie. Ce ne fut pourtant pas l'avis de tout le monde quand la maladie débuta, et le malade a dû passer par une petite série d'aventures avant que le diagnostic de son mal fût bien fixé.

Nous remercions M. le professeur Charcot d'avoir bien voulu nous permettre de publier cette observation, que nous allons rapporter aussi brièvement que possible, et que nous ferons suivre de quelques remarques destinées à mettre en lumière les points les plus intéressants.

(1) Auch der Schock nachVerletzungen ist in zahlreichen Fällen nicht aus dem Act der Verletzungen an sich allein zu erklären, ist viehlmehr das Endresultat aus der Verletzungen plus zahlreichen prædisponirenden und concurrirenden Schädlichkeiten, die gegebenem Falls einzeln zu würdigen sind. Dr G.-H. Groeningen, Ueber don Schock. Schlusseätze 51.

Observation I

Monoplégie crurale hystéro-traumatique.

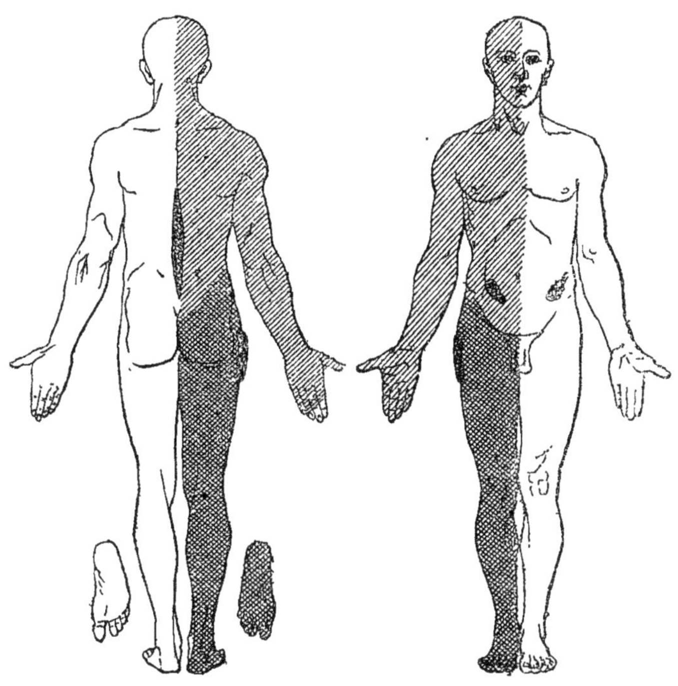

Gr..., âgé de 21 ans, est conduit à la Salpêtrière le 2 novembre 1887, par le D^r***, pour entrer dans le service de M. Charcot.

Antécédents héréditaires. — Grand-père maternel mort à 78 ans, sans affection nerveuse. Grand'mère paternelle morte à 75 ans. Grands-parents maternels inconnus. Père cultivateur bien portant, sans maladie nerveuse.

Deux oncles et une tante paternels en bonne santé. Un frère et une sœur morts très jeunes de convulsions.

Antécédents personnels. — Dans l'enfance, croup. Dans l'adolescence, fluxion de poitrine; à l'âge de 16 ans, fièvre typhoïde. Ni rhumatisme, ni syphilis, ni alcoolisme. Santé habituellement bonne jusqu'à l'époque de l'accident, qui a marqué le début de l'affection actuelle. Le sujet exerce depuis plusieurs années déjà l'état de maçon, après avoir été cultivateur dans son pays. Il était plâtrier; gagnait 5 fr. par jour sans fatigues excessives, ce qui lui permettait de vivre à l'abri des besoins directs.

Début et marche. — Le 20 avril 1887, Gr... travaillait à une hauteur de 4 mètres sur un échafaudage qui, tout à coup, s'écroula en le projetant au loin (quelques mètres) sur le sol, représenté par un escalier en pierre. Le corps était tombé sur le dos; la tête, inclinée en bas en dehors de l'escalier, n'avait pas porté. Il essaya de se lever et n'arriva qu'à rouler sur lui-même. Au bout de cinq minutes, on vient à son secours; on ne peut le mettre debout; ses jambes se dérobent, il s'affaisse. Il fut transporté chez un pharmacien où on lui fit quelques frictions d'arnica, au cours desquelles (vingt minutes après l'accident) il perdit connaissance. Cet état dura une demi-heure, sans qu'il se produisît ni mouvements convulsifs ni rien de notable.

Lorsqu'il revint à lui, on le porta en voiture à son domicile, où il resta au lit vingt-quatre heures. Pendant ce temps, il eut de la fièvre, de l'inappétence, des vomissements hémorrhagiques et du melœna. De plus, il eut des douleurs vagues disséminées, mais cependant prédominantes dans le dos. Il ne s'aperçut pas de phénomènes paralytiques, soit des sphincters, soit des membres. Il portait des ecchymoses dans la région lombaire et au niveau de la partie supéro-externe de la cuisse droite. Le poignet droit était aussi contusionné. Le jour suivant (3 jours après l'accident), il essaya de se lever seul : il mit le pied hors du lit, mais à peine avait-il touché le sol qu'il s'aperçut qu'il ne pouvait pas tenir sur les jambes et qu'il éprouva en même temps des sensations d'aura qui devaient se reproduire dans des crises ultérieures. C'était d'abord une douleur dorsale qui remontait jusqu'à la nuque, s'accompagnait en suite de battements dans les tempes, de bourdonnements dans les oreilles.

Sentant qu'il ne pouvait pas se tenir, il avait appelé à l'aide, de sorte qu'au moment de la perte de connaissance qui suivit cette aura, il se produisit une secousse. Pendant cette attaque, il eut des mouvements convulsifs des bras et des jambes. La crise dura une heure, au bout de laquelle il se remit complètement. Il se déclara ensuite divers phénomènes péritonéaux : douleurs abdominales, vomissements bilieux, ballonnement du ventre, rétention d'urine, pour lesquels le médecin appelé prescrivit des applications de glace.

Cet état persista pendant *un mois et demi*, durant lequel les phénomènes abdominaux furent continus tout en s'amendant progressivement, si on en excepte la douleur en ceinture, et, dans cet intervalle, il survint cinq à six crises semblables à la première. Au bout de ce temps, le malade put se lever et marcher avec des béquilles, sa jambe droite ne pouvant le soutenir. Les crises disparurent complètement, la marche s'améliora progressivement. Le malade put abandonner ses béquilles et les remplacer par une canne.

Il songea alors (*juillet* 1887, *quatre mois après l'accident*), à reprendre son travail. Il put s'occuper chez son patron à de menus travaux, ranger le chantier, etc. Au bout de dix jours, ayant essayé de faire un travail plus pénible (lever un sac de plâtre), il ressentit quelques heures après cet effort une nouvelle sensation d'aura, sans perte de connaissance, et tomba sur son séant sans pouvoir se relever. Il fut conduit à l'hôpital Necker. Au début de son séjour, il dut rester au lit, souffrant énormément de douleurs du dos et en ceinture.

On fit *le diagnostic de Mal de Pott*, et on lui appliqua un corset silicaté ; il fut traité par l'immobilisation, réalisée par ce corset et par l'application répétée de pointes de feu tous les quinze jours. A cette époque apparut un tremblement très accentué aux membres inférieurs. Pendant une période de quatre mois, il resta couché, souffrant de douleurs en ceinture, de rétention d'urine ayant nécessité à diverses reprises le cathétérisme; de quelques phénomènes douloureux dans les jambes et enfin de crises nerveuses. Celles-ci se reproduisirent quatre ou cinq fois seulement, avec les caractères que nous avons déjà notés.

Vers le milieu d'octobre l'appareil fut enlevé, et on constata la paralysie du membre inférieur droit en essayant de faire marcher le malade; cette tentative fut suivie d'une nouvelle crise. Dès ce moment, l'état du malade ne se modifia plus jusqu'à son entrée dans le service de la Salpêtrière.

Etat actuel. — Il s'agit d'un malade d'assez forte constitution, bien musclé, qui répond avec assez de précision aux questions qu'on lui adresse. — *L'intelligence* n'est du reste nullement compromise, et le sommeil, qui avait disparu à un moment donné, est actuellement revenu.

Attitude. — Dans le décubitus où il se tient au lit, on n'observe rien d'anormal, sinon de temps à autre une oscillation du membre inférieur gauche. Lorsqu'on fait lever le malade, on constate l'importance fonctionnelle du membre inférieur droit et le tremblement.

Marche. — Le malade ne peut marcher qu'avec ses béquilles; il traîne sa jambe droite, qui *balaie* le sol, comme un membre absolument inerte, mais la progression est également gênée par le tremblement de l'autre jambe.

Motilité. — La force musculaire de la jambe droite est affectée ainsi qu'il suit : le malade ne peut détacher le talon du lit; le pied étant redressé, lorsqu'on essaie de l'étendre en disant au malade de résister, on perçoit une résistance assez vive, mais qui cède presqu'aussitôt. De plus, lorsqu'on soutient le mollet, le malade peut exécuter spontanément quelques mouvements du pied. Il en est de même pour les mouvements de la jambe sur la cuisse. Lorsqu'on cherche à fléchir la jambe étendue, en disant au malade de résister, on éprouve une sensation d'obstacle assez forte, mais qui ne dure qu'un instant. Il en est de même enfin pour les mouvements de la cuisse sur le bassin. Le malade peut tenir sa cuisse fléchie sans appui pendant quelques secondes; elle retombe *lourdement* sur le lit. Quant au membre supérieur droit, le malade se sert de celui-ci, mais la force en est diminuée. Force dynamométrique : main droite 20, main gauche 40. Toutefois la force musculaire de l'épaule et du bras semble indemne.

Tremblement. — La motilité de la face est conservée. Le tremblement existe quelquefois au repos, mais le plus souvent il se réveille à l'occasion de la station et de la marche.

Ce tremblement occupe les membres et la tête, sauf la jambe droite, mais il est beaucoup plus accentué du côté gauche et en particulier dans la jambe gauche. Il est caractérisé par des oscillations extrêmement rapides et inégales. De même son intensité est variable.

Réflexes. — Les réflexes cutanés sont absents sur la jambe droite seule ; le chatouillement de la plante du pied ne produit aucun mouvement. Les réflexes testiculaires existent des deux côtés (pourtant plus prononcés à droite). Les réflexes tendineux rotuliens sont forts des deux côtés, mais exagérés à gauche. Pas de trépidation épileptoïde.

Sensibilité au tact : est abolie dans tout le membre inférieur droit, suivant les lignes du schéma ; *à la piqûre* : elle est abolie dans le membre inférieur droit, diminuée dans le reste du côté droit; *à la température :* elle suit la même distribution.

Sens musculaire : presque complètement aboli, du moins très obtus dans le membre inférieur droit. Il y a le plus souvent des indécisions et des erreurs d'appréciation quand on demande au malade quel mouvement on lui fait exécuter. Du reste le malade perd sa jambe dans son lit.

Zone hyperesthésique. — Il existe des zones pseudo-ovariennes des deux côtés. Il y a de plus une zone hystérogène dans la région dorso-lombaire (Voy. la figure page 20).

Sensibilité spéciale. — Au niveau de la hanche, on rencontre un point douloureux profond. Testiculaire à droite. La peau des bourses est elle-même hyperesthésiée à ce niveau.

Vue. — Le champ visuel est rétréci de moitié; il existe de l'achromatopsie des deux côtés, de la polyopie monoculaire et de la micropsie du côté droit (le malade ne voit pas le violet des deux côtés, ne voit pas le rouge à droite).

Odorat affaibli du côté droit.

Goût aboli à droite.

Ouïe affaiblie du côté droit.

Pharynx. — Anesthésie pharyngée complète.

Troubles trophiques. — La jambe est notablement amaigrie de 2 cent. à 10 cent. au-dessous de la rotule (37 cent. à droite, 39 cent. à gauche), et de 2 cent. à 20 cent. au-dessus de la rotule (45 cent. à droite, 47 cent. à gauche).

Contracture. — Le malade n'est contracturable ni à la traction, ni à la bande d'Esmarch.

Autres appareils indemnes.

Exploration électrique. — Pas de réaction de dégénérescence.

Sueurs profuses.

Depuis quelques semaines, l'atrophie musculaire s'est accusée de plus en plus : la diathèse de contracture s'est développée également et le malade est contracturable par la percussion des tendons et par l'application de la bande d'Esmarch, surtout dans le *bras droit* où l'atrophie domine.

Voilà donc un malade qui présente :

1° Au point de vue moteur :

a) Une paralysie de la jambe droite.

b) Une parésie du bras droit.

c) Un tremblement dans les deux jambes.

d) Des réflexes rotuliens exagérés à gauche.

e) La force dynamométrique amoindrie à droite.

2° Au point de vue sensitif :

a) Sensibilité absolue ou amoindrie au tact, à la piqûre et à la température dans le côté droit.

b) Une hyperesthésie hystérique (rachialgie),

c) Des zones pseudo-ovariennes.

d) Un point testiculaire à droite.

e) Une hyperesthésie de la peau des bourses.

f) Un point douloureux au niveau de la hanche (1); coxalgie hystérique (signe de Brodie).

g) Une absence des réflexes cutanés de la jambe droite.

h) La vue, l'odorat, le goût et le pharynx sont plus ou moins affectés.

3°. Au point de vue des troubles trophiques :

a) Affaiblissement et amaigrissement à droite.

b) Le malade transpire abondamment.

Si la phrase ne pêchait pas par son manque de logique, ce serait le moment d'annoter avec le Dr Oppenheim (2) « les *bornes* du tableau déjà *sans limites* des symptômes de l'hystérie sont donc de nouveau élargies d'une façon manifeste. »

Cherchons à interpréter les différents symptômes et voyons, par ordre de probabilités, s'il s'agit, comme on l'a cru :

I. — De mal de Pott.

II. — D'une fracture du rachis.

(1) Brodie. Various forms of local hysterical affections, 1837.

(2) Dr Oppenheim Archiv f. Psych. XVI. Die Grenzen des schon Grenzenlozen Symptomen Gebildes Hysterie, sind also wiederum um ein Betrachtliches erweitert worden.

III. — D'une affection cérébrale, de la moelle ou des nerfs.

IV. — De l'hystérie.

Avec les symptômes constatables d'aujourd'hui et ce que nous a dit M. Charcot, nous avons bien plus de facilité à démontrer l'absence du mal de Pott que le chirurgien distingué qui n'assistait qu'au début des accidents (1).

Dans un mal de Pott naissant, en effet, on n'a pour se guider que les troubles fonctionnels et la douleur, quand l'abcès et la gibbosité font défaut. Ces troubles fonctionnels consistent en des douleurs en ceinture avec affaiblissement, sans perte complète, de la sensibilité et des fourmillements aux membres. Les troubles de la motilité sont plus marqués et peuvent passer par différentes phases. Quoique cela ne soit pas ordinaire, la vessie et le rectum peuvent être pris à leur tour.

Eh bien, le malade répondait plus ou moins à ces signes, avec ses douleurs très vives dans le dos. La

(1) A ce sujet Page nous dit, en citant Erichsen (p. 126, railway and other Injuries of the nervous system) « Hysteria is the disease for which I have more frequently seen concussion of the spine, followed by meningo myelitis mistaken, and it certainly has always appeared extraordinary to me, that so great an error of diagnosis could so easily be made.» Writing now in 1882 (Page), we would here venture to point out how very often these functional disorders are mistaken for real structural diseases. Nor is in the least extraordinary that mistakes in diagnosis are often made whem we remember how closely the symptoms may copy those of real organic disease.

constitution chétive et les crachements de sang pouvaient faire supposer qu'il s'agissait d'un tuberculeux, porteur d'une ostéite spécifique, voire d'un tubercule plus ou moins enkysté dans le corps d'une vertèbre et dont la chute aurait causé l'écrasement. Avec cette hypothèse, on expliquait la paralysie par la compression de la moelle.

Mais on dut abandonner ce diagnostic devant l'absence de gibbosité, devant la pseudo-névralgie en ceinture, décrite par MM. Charcot et Michaud — dans la thèse de ce dernier sur *le mal vertébral*, — devant le manque de paraplégie complète, de symptômes urinaires et aussi devant l'absence des caractères habituels de la paralysie spinale de Brown-Séquard. Au contraire, la monoplégie, la nature de la rachialgie et les stigmates hystériques devaient déranger toute spéculation dans ce sens. En effet, en pressant fortement sur la région dorsale, la douleur n'est pas intense, tandis qu'en effleurant du bout des doigts la surface des points douloureux, le malade a une sensation pénible lui montant dans le cou et les oreilles ; il sent battre les artères des tempes comme s'il allait subir une attaque. Le Dr Oppenheim (1) a pu remarquer le même fait.

(1) Nicht selten finden sich Hautbezirke deren Berühring Schmerzen erzeugt ; in unsere Beobachtungen war es vornehmlich die untere Rücken gegend; wenn auch der Druck auf die Dornfortsätze als besonders Schmerzhaft bezeichnet wurde, so reagirten einige Individuen doch schon auf die leichte Berührung der Hant mit lebhaften Schmerzenausserungen .. Fast typisch is die Haltung des Korpers beim Stehen, Gehen, Aufrichten und niedersitzen ; die

« Fréquemment on rencontre des endroits sur la peau dont l'attouchement éveille des douleurs ; dans nos observations c'était principalement la partie inférieure du dos ; quoique la pression sur l'épine dorsale soit signalée comme particulièrement douloureuse, quelques individus pourtant répondent par des cris de douleur à un *attouchement doux*. Le maintien du corps est presque typique, selon que le malade reste debout, se dispose à marcher, à se lever ou à s'asseoir. Les malades font alors leur possible pour épargner toute secousse à la colonne vertébrale. »

Impossible de douter qu'il s'agisse là d'une zone hystérogène et qu'en insistant on ne produise une attaque. Et il n'est pas admissible qu'un mal de Pott existe ici à côté de l'hystérie, parce que tous les troubles entrent facilement dans le cadre de celle-ci.

Les mêmes arguments peuvent être employés contre l'idée d'une fracture du rachis.

Cherchons à démontrer maintenant, en allant de la périphérie jusqu'au centre, qu'il ne s'agit pas d'une paralysie autre que celle que produit l'hystérie.

1° Aurait-on à compter avec une paralysie du plexus lumbalis et du plexus ischiadicus ?

2° S'agirait-il d'une lésion des racines des nerfs destinées au membre inférieur ?

D'abord la distribution spéciale de l'anesthésie ne s'y prêterait pas ; puis la réaction de dégénérescence

Kranken Suchen dabei die Wirbelsaüle moglichst von jeder Erschutterung zu Schützen. Oppenheim. Archiv. f. Psych. XVI.

qui, dans cette hypothèse, aurait fait son entrée après trois ou quatre semaines de maladie, fait défaut. Ici la paralysie date déjà de cinq mois, et nous avons constaté comme nous le verrons, l'absence complète de cette dernière.

Continuons à chercher, peut-être trouverons-nous dans la moelle. La paralysie infantile, dont les adultes ne sont pas exempts, ne peut être accusée ici, encore à cause de cette absence de dégénérescence qui, dans ce cas, serait déjà apparente dans les premiers jours de la maladie, tandis que la sensibilité serait restée intacte. L'atrophie particulière du membre droit n'est pas le trouble trophique qui relève de la paralysie infantile.

On pourrait rencontrer des troubles sensitifs, si l'affection des cornes antérieures de la moelle s'étendait en arrière ; mais cette lésion, limitée à un côté, n'est pas connue en nosographie.

Du reste, en même temps que les troubles trophiques on aurait la réaction de dégénérescence.

On pourrait admettre pourtant qu'une seule moitié de la moelle fût atteinte entièrement, comme origine de cette monoplégie de la jambe droite. Mais pour argumenter de la sorte, il faudrait montrer la paralysie spinale de Brown-Séquard, la paralysie motrice du côté de la lésion médullaire et l'anesthésie du côté opposé: or cela fait justement défaut.

Arrivons à l'encéphale, puisque la moelle ne peut nous donner une explication satisfaisante.

On se rappelle que le lieu d'élection des lésions habituelles du cerveau, ramollissement ou hémorrhagie, est la capsule interne, située entre le corps strié et la couche optique : comme conséquence de ces lésions, suivent ordinairement l'hémiplégie de la face et du corps, sans affection de la sensibilité. Quoiqu'une monoplégie de cause capsulaire soit fort rare, rien n'empêche sa possibilité ; car la capsule interne lésée dans la partie antérieure, vers son genou, affecte ou paralyse la face. Le genou passé, les lésions affectent d'abord les bras, puis les jambes. Pour intéresser les faisceaux sensitifs, il faut que l'affection atteigne la partie tout à fait postérieure de la capsule interne.

Il est difficile de supposer, malgré cela, une lésion placée de telle façon qu'il y ait paralysie motrice et sensitive exactement limitée aux faisceaux qui donnent le mouvement et la sensibilité au membre inférieur droit.

En outre, ne constaterait-on pas une exagération des réflexes, des contractures et la réaction de dégénérescence, qui ne tarderaient pas à apparaître grâce à cette lésion matérielle?

Arrivés à la fin, à l'écorce cérébrale, nous devons dire que nous connaissons la coexistence de monoplégies crurales ou brachiales avec la dégénérescence de certains centres corticaux ; mais alors la face est prise avec le bras, et les contractures se produisent après quelques jours.

Nous sommes au bout des lésions organiques, voyons si l'hystérie nous donnera la solution du problème. Inutile de faire passer séparément les différents symptômes de cette maladie ; la monoplégie de la jambe droite montre des caractères tellement spéciaux qu'elle seule pourra suffire à supprimer toute hésitation, quant au diagnostic :

Ces caractères principaux sont au nombre de quatre :

1° La manière dont le malade laisse traîner la jambe : *il balaie le sol* ; c'est le *dragging* ou *sweeping leg* des médecins anglais, c'est la corde coupée à une jambe de polichinelle — déclarons le tout de suite, avec espoir de guérison. La jambe est absolument soustraite à la volonté du malade. « Le défaut, dit Page (1), se trouve plutôt dans une faiblesse de la volonté que dans une obstination de ne pas vouloir. Le malade dit, comme disent tous les malades dans ces conditions : *Je ne peux pas* : c'est comme s'il disait : *Je ne veux pas*, mais c'est bien : *Je ne peux pas vouloir*. »

Cette paralysie flasque appartient au premier des trois ordres de manifestations morbides que le traumatisme peut faire naître chez les hystériques ; restent les paralysies avec contracture et les contractures douloureuses ou arthralgies (2).

2° L'anesthésie est distribuée en « *gigot* » comme le démontrent les figures (page 20). Cette distribution n'a rien de la ligne anatomique des anesthésies par lésion spinale qui serait horizontale. C'est une anesthésie psychique (corticale ?). La sensibilité manque de même dans les muscles et dans les articulations. De toute sa force on peut tordre la jambe, et le malade

(1) The fault is rather in weakness of the will than in its perverse strength. The patient says, as all such patients do « I can not » ; it looks like « I will not », but it is « I can not will » Paget.

(2) Thèse du Dr P. Berbez.

n'est absolument pas impressionné par cette violence. Du reste, il faut que le malade aille chercher sa jambe, quand elle est cachée sous les draps de son lit, pour se rendre compte de la position de ce membre : pour lui, le membre n'existe plus (1).

3° Cette anesthésie ne varie pas; quand des courants électriques, même fortement appliqués, traversent cette jambe, ils passent inaperçus, quoique les muscles se contractent.

4° Les atrophies musculaires constatées par MM. Charcot et Babinski chez les hystériques sont ici manifestes; mais la réaction de dégénérescence fait complètement défaut.

(1) J'ai été frappé par la différence de sensibilité dans les deux côtés ou l'absence totale de douleur, que Lombroso (l'Uomo delinquente. Edit. 1884, p. 331.) a rencontrées chez les criminels.

« Algometria. Ma piu importante e lo studio del dolore eseguito col mio metodo, colla slitta di Dubois-Reymond, al dorso della mano. Qui, quando la media in 21 normali è di 49, 1 mm, nei delinquenti è di 34,1. — Individualmente in nessuno dei 21 normali esaminati colla stessa corrente, la sensibilita dolorosa scende fino allo 0 : uno solo cala a 17 mentre 2 vanno fino al 62 en due al 57-58, oscillando nelle serie piu numerosa tra 32 e 49.

I criminali invice offrono 4 di 0, ossia di affato completa analgesia e 3 han la quota dell' 11-15, avendo solo coi normali un analogia nella quota del 40-49, oscillando nelle serie piu numerose fra 50 e 55. Questi pel dolore al dorso della mano. »

Pour les douleurs au front, etc., les criminels donnaient toujours une différence remarquable avec les normaux. Ces recherches seraient curieuses à répéter, quant à la distribution anatomique de ces analgésies. Les hystériques sont-ils prédisposés au crime, ou sont-ce les prisons qui rendent les criminels hystériques par dessus le marché ?

Une fois l'hystérie admise nous désirons entrer dans quelques détails.

Les troubles ont porté sur toute la moitié du corps et ont respecté la face. Celle-ci pourtant pourrait être atteinte de façon spéciale, d'une contracture avec ou sans spasme de la langue, dont les exemples ne sont pas rares dans le service de la Salpêtrière, où ces spasmes hystériques ont été constatées pour la première fois par M. Charcot. Dans la littérature on n'en trouve presque pas de descriptions. — Le Dr Guder parle dans son livre « Die Geistesstörungen nach Kopfverletzungen » d'un architecte qui reçut plusieurs coups sur le crâne, qu'un confrère lui administrait avec les débris d'un verre à bière, et dont la maladie se rapprochait beaucoup de l'hystérie traumatique. Le tableau que le Dr Guder fait de ces spasmes est très frappant. — « La langue dans le fond de la bouche ouverte, fait de nombreux mouvements vermiculaires et serpigineux, et s'écarte quand elle veut sortir à droite et à gauche, de manière qu'elle se heurte contre l'intérieur des joues ou des dents. » (1) — C'est tout à fait la manœuvre que fait l'hystérique montré par M. Charcot à ce sujet dans ses leçons.

Reste à considérer si la *paralysie* de la face et de la langue peuvent se présenter à leur tour. M. le professeur Huet, de Leyden, nous dit *qu'a priori* il n'y a pas de

(1) Die Zunge macht bei geöffnetem Munde auf dem Mundboden liegend zahlreiche wurm und walzenformige Bewegungen, sie weicht beim Versuch, sie hervorzustrecken, bald nach rechts, bald nach links ab, so dass sie an die Wangenschleimhaut oder die Zahnreihen anstösst ; ist es gelungen, sie hervorzustrecken, schleudert sie zitternd von einem Mundwinkel nach dem andern. Dr Paul Guder.

raison pour la nier du moment où les paralysies fonctionnelles des extrémités existent ; seulement le statistique nous apprendrait qu'elles font défaut. Dans la littérature toute nouvelle on ne trouve qu'une seule communication de paralysie faciale hystérique, du même distingué professeur (1). Il nous dit que son observation démontre que l'absence de cette paralysie de la face n'a plus de valeur dans le diagnostic différentiel quant aux hémiplégies organiques. M. Charcot, comme nous le savons, s'est prononcé de façon négative. « Je signalerai en premier lieu l'absence de toute participation de la face à la paralysie (hystérique), fait mis en relief par Podd, Althaus, Masse, par moi-même, par Weir Mitchell enfin, dans son excellent livre sur les maladies nerveuses des femmes. Pour mon compte, je n'ai pas encore trouvé jusqu'à présent une seule exception bien démontrée à cette règle (2) ». Ainsi on fut d'accord sur ce point : Quand la face reste hors d'atteinte dans les paralysies, on doit penser à l'hystérie, surtout quand s'ajoutent au tableau quelques-uns des symptômes sur lesquels nous venons d'attirer l'attention. Une hystérique du Dr Huet aurait présenté une glossoplégie complète et une paralysie faciale à gauche ; la langue était immobile et ne pouvait en aucune façon être tirée de la bouche. La moitié de la figure était déviée à droite. Une blépharoptose du côté gauche ne pouvait pas faire ad-

(1) G.-D.-L. Huet. Hysterische facialis paralyse. Tydschrift voor Geneeskunde, nº 25, 1887.

(2) Charcot. Leçons sur les maladies du système nerveux, t. III, p. 325, 1887.

mettre, à notre avis, l'idée d'une paralysie faciale. Nous pensons, nous, qu'un spasme de la langue, une contracture prononcée du côté droit peut donner lieu aux mêmes symptômes. Nous conserverons jusqu'à nouvel ordre la manière de voir du professeur Charcot.

Un autre point remarquable sont les sueurs profuses dont le malade est souvent couvert.

Page (1) nous fait savoir que cette sudation correspond à un défaut de circulation dans la périphérie et qu'elle doit indiquer une névrose ou la perte de cette élasticité dont le système vaso-moteur est pourvu en bon état.

Le Dr Handfield Jones conclut que, dans la grande majorité des cas ordinaires de sudation, celle-ci dépend d'une paresie des nerfs vaso-moteurs.

Remarquons qu'il s'écoule toujours entre le trauma et l'apparition des phénomènes hystériques un intervalle de temps plus ou moins long. Dans l'observation qui suit et dans presque toutes les observations consignées dans la thèse de M. Berbez, ce temps d'incubation est signalé.

On dirait que l'hystérie doit se faire et qu'elle prend son temps. Le plus souvent, il n'y a rien d'immédiat, rien d'instantané : entre le trauma et ses suites habi-

(1) Excessive sweating is happily a symptom somewhat less vague than those of which we have just spoken (nervousness, headache, sleeplesness). — It is allied to the disturbances of the peripheral circulation, and like them, points in all probability to some neurosis, or loss of healthy tone of the vasomotor system. — Dr Handfield Jones Remarks on the mechanism of sweat that in the great majority of ordinary instances of sweating the process is essentially one of vasomotor nerve paresis. Page, loc. cit. Chap. IV.

tuelles, l'organisme semble se recueillir et préparer pour ainsi dire de longue main les accidents souvent graves qui constituent l'hystéro-traumatisme.

Au sujet du choc, avec lequel l'hystérie traumatique entretient tant de relations, le Dr Groeningen arrive, quant à cet intervalle considéré en dehors de l'hystérie, aux conclusions suivantes (1) :

1° Entre la lésion (Insult) et les symptômes appartenant au choc, on peut trouver, dans des cas rares, une période où la maladie reste latente (Latentstadium) de deux à quatre heures.

2° A ce stade de deux à quatre heures peut faire suite une période d'incubation durant environ vingt heures, pendant lesquelles on peut remarquer une dépression lente des fonctions les plus nécessaires.

3° Quand, vingt-quatre heures après la lésion, le choc n'a pas paru, il ne se présentera plus, pourvu que des affections nouvelles ne viennent pas à la traverse.

Si nous voulons appliquer ces conclusions à notre malade, nous voyons qu'il ne perdit connaissance que vingt minutes après le trauma ; de même, j'ai dans mes notes l'observation d'un garçon de 13 ans qui fit une chute de son vélocipède en 1883, sans que la tête touchât la terre. Il remonta tout de suite, continua sa course pendant un quart d'heure, mais descendit pour tomber en défaillance (2).

(1 Dr Groeningen. Uber den Schock.

(2) J'ai traité le même jeune homme à la fin de 1886 pour une atrophie blanche des deux nerfs optiques (maladie de Leber) et pour l'hystérie, combinaison signalée dernièrement par le Dr Her-

Le stewart dont nous avons rappelé l'histoire en quelques mots plus haut (p. 17), passa quelques heures dans ce stade d'incubation. Il faut donc admettre une évolution, souvent assez lente et tardive, des symptômes hystériques, liés à un trauma accompagné ou non de lésions. Ce fait n'est pas aussi rare pour l'hystérie que pour le choc, d'après la conclusion du Dr Groeningen.

Observation II.

Mlle Alice M..., âgée de 25 ans, entre à la Salpêtrière le 2 décembre 1887 avec une contracture hystérique. Dans la famille on ne rencontre pas d'antécédents nerveux. La malade a eu ses règles à 15 ans, mais ne fut jamais bien réglée.

Elle a souffert il y a trois ans de gastralgie avec vomissements pendant 3 mois ; à la suite se montre une gastrorrhagie, probablement de nature hystérique, qui amena une syncope. Depuis ce temps elle cessa d'être réglée et la maladie ne l'a pas quittée, La malade prétend vomir tout ce qu'elle prend comme aliment, même jusqu'au lait, dont elle pouvait pourtant conserver une petite quantité au début de la maladie.

De temps en temps elle a des attaques d'hystérie avec de grands mouvements.

Le 16 octobre dernier, étant en voiture, le fiacre dans lequel elle se trouvait fut accroché par une autre voiture. La malade tomba sur le coude gauche, brisant dans sa chute une des glaces.

Dans le moment elle ne ressentit *rien*, mais le *soir même*, elle fut agitée et nerveuse.

bert Habertson, dans la séance de la Société d'ophtalmologie de Londres, du 20 octobre 1887. L'hystérie a disparu sous le traitement et l'atrophie blanche s'est amendée par la galvanisation, selon la méthode de M. Erb (Electrothérapie).

Le *lendemain matin*, l'avant-bras gauche s'est fléchi sur le bras et est resté ainsi contracturé.

Aujourd'hui (2 décembre) encore, l'avant-bras gauche est fléchi sur le bras à peu près à angle droit ; la main est restée libre. Il est impossible d'étendre l'avant-bras sur le bras, mais on peut le fléchir davantage.

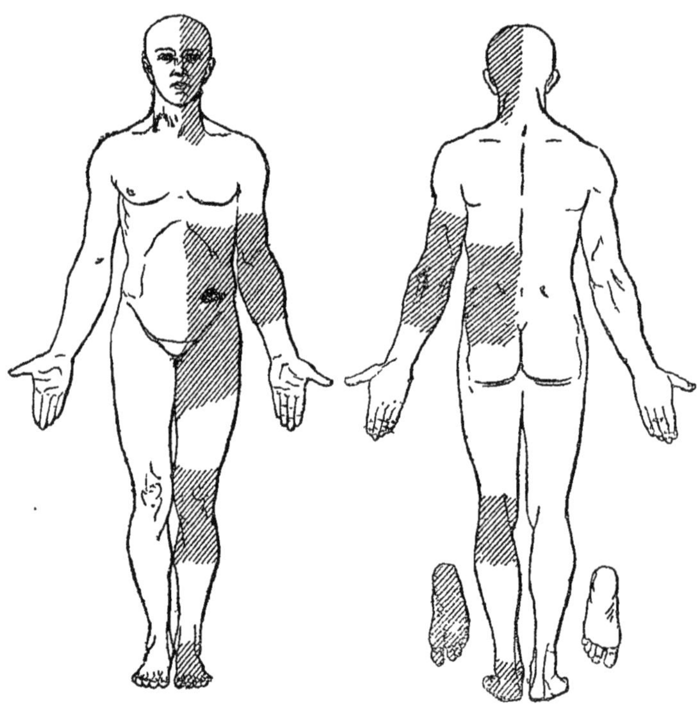

La malade ne montre pas de rétrécissement du champ visuel, ni de dyschromatopsie. La diathèse de contracture, cherchée avec la bande d'Esmarch, fait également défaut. Il y a une diminution de l'acuité de l'oreille gauche, avec abolition du goût et de l'odorat du même côté.

Légère ovarie à gauche.

3 décembre 1887. Dans l'après-midi du 2 décembre, la malade, déjà très énervée depuis le matin, a commencé à souffrir dans le genou gauche. Elle continue cependant à marcher toute la journée et se couche ayant déjà la jambe gauche raide.

Dans la nuit elle ne dort pas beaucoup, mais analyse mal ses sensations.

Le matin, elle se réveille, la jambe gauche demi-fléchie sur la cuisse, faisant avec celle-ci un angle de 160° environ. La jambe peut être pliée sur la cuisse, avec un peu de difficulté, mais il est impossible de la mettre dans la rectitude. Les muscles de la partie postérieure de la région poplitée font relief ; le pied tend également à se mettre en contracture et les mouvements d'extension du pied sur la jambe s'exécutent avec une certaine difficulté.

Perte de la sensibilité du pied gauche jusqu'à 3 centimètres au-dessus de la malléole externe. Anesthésie de la région du genou gauche, s'étendant à 5 centimètres au dessus et au dessous du pli articulaire. Insensibilité également du pied, dans les régions indiquées.

Anesthésie du membre supérieur gauche, limitée à 10 centimètres au-dessus et au-dessous du pli du coude.

Le 6. Etat stationnaire. Sortie sur demande.

Cette observation offre un intérêt véritable à cause de la localisation de la contracture et aussi de l'anesthésie dans les parties atteintes par le trauma. Elle est intéressante également à cause de l'intervalle écoulé avant l'apparition des premiers symptômes hystéro-traumatiques.

A notre grand regret, le malade est sorti du service et son départ a coupé court à une étude plus prolongée et certainement remplie de beaucoup de détails curieux.

TRAITEMENT.

Nous croyons que, quant à la thérapeutique, il faudra s'abstenir surtout de généraliser. Comme on se trouve en face de deux facteurs, le trauma et la susceptibilité de l'individu, on devra toujours compter avec l'un et avec l'autre avant d'oser annoncer une guérison prochaine.

On peut dire, en général seulement, que la guérison sera une affaire de temps, mais qu'elle peut être attendue d'un moment à l'autre. On peut avoir le bonheur de hâter son arrivée par l'hydrothérapie, l'électricité statique, l'isolement, le régime et par une influence psychique.

Nons disions tout à l'heure que les symptômes hystéro-traumatiques demandaient un certain temps d'incubation. Il serait avantageux pour le médecin de saisir la maladie à l'état naissant, pour employer l'expression pittoresque du Dr Berbez, et de s'opposer par une thérapeutique suggestive au développement de l'affection. Très souvent il faudra patienter et « savoir ne rien faire ».

Comme la peau peut être, par elle-même et grâce à une excitation superficielle et profonde, le point de départ de contractures, on aura soin de ménager le malade en ne faisant aucun effort pour obtenir un redressement et évitant l'application des appareils contentifs.

Si, à la fin, des déformations dues à des rétractions fibreuses se produisaient, alors que la contracture hystérique aurait disparu, les brides nouvellement formées pourront être coupées par le chirurgien avec grand avantage ; c'est du moins ce que nous a montré dernièrement M. Terrillon.

Bien que l'affection ne soit pas grave, bien qu'elle n'entraîne pas de danger de mort, il est bon de savoir que les troubles fonctionnels qui la constituent ont une ténacité extrême. Nous voyons journellement à la Salpêtrière des malades rebelles à tout traitement et chez qui la maladie est déjà vieille de plusieurs années.

CONCLUSIONS.

De tout ce qui précède, nous croyons pouvoir conclure ce qui suit :

1° L'hystérie est une maladie de tous les pays.

2° L'hystérie est une maladie distincte ; on peut en faire le diagnostic à la seule constatation de ses symptômes propres, que nous appelons stigmates.

Nous soutenons cela contrairement à M. Oppenheim qui pense que, pour porter le diagnostic « hystérie », il est indispensable d'éliminer *à priori* tout ce qui appartient à une maladie autre que l'hystérie (1).

3° La fixité des symptômes de l'hystérie, entrevue dès les premières observations qui ont été publiées, devient tous les jours plus manifeste, et les deux observations, que nous voulons ajouter à celles qui ont précédé confirment encore notre manière de voir.

4° Au point de vue moteur, sensitif et trophique, l'hystéro-traumatisme se présente comme une des manifestations les plus fixes et les plus durables de la maladie nerveuse « hystérie ».

5° Comme l'hystérie et l'hystéro-traumatisme peuvent se compliquer d'autres maladies, il sera possible d'isoler leur part complètement, grâce à la fixité et à la constance de leurs symptômes primordiaux.

(1) Ehe man sich zur Diagnose Hysterie versteht, soll man alle andere Krankheitsprocesse ausgeschlossen haben. Archiv. f. Psych. XVI.

Paris. — Typ. A. PARENT, A. DAVY, succ., imp. de la Faculté de médecine, 52, rue Madame et rue Corneille, 3

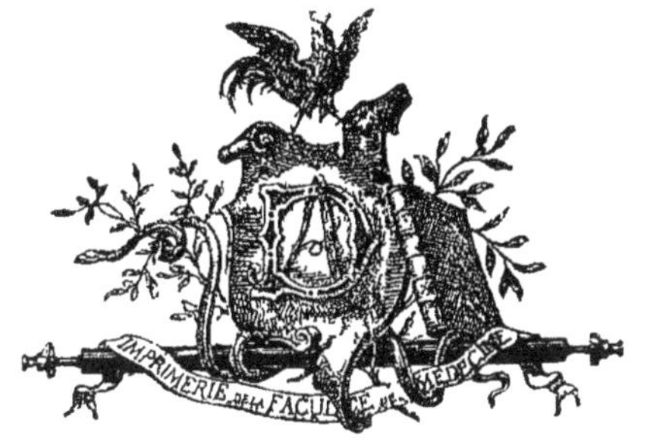
IMPRIMERIE DE LA FACULTÉ DE MÉDECINE

www.ingramcontent.com/pod-product-compliance
Ingram Content Group UK Ltd.
Pitfield, Milton Keynes, MK11 3LW, UK
UKHW012301240726
13966UKWH00004B/1556

9 782011 342560